DE LA

GALVANO-CAUSTIQUE

EN

CHIRURGIE OCULAIRE

PAR

Toussaint BATTESTI

DOCTEUR EN MÉDECINE DE LA FACULTÉ DE PARIS

Ancien chef de clinique pour les maladies des oreilles et du larynx.

PARIS

ALPHONSE DERENNE

52, Boulevard Saint-Michel, 52

1882

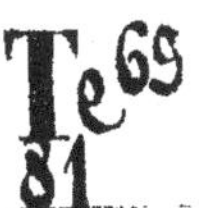

DE LA

GALVANO-CAUSTIQUE

EN

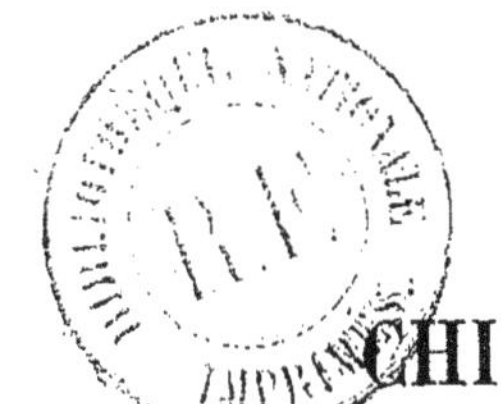

CHIRURGIE OCULAIRE

PAR

Toussaint BATTESTI

DOCTEUR EN MÉDECINE DE LA FACULTÉ DE PARIS
Ancien chef de clinique pour les maladies des oreilles et du larynx.

PARIS
ALPHONSE DERENNE
52, Boulevard Saint-Michel, 52
1882

A LA MÉMOIRE VÉNÉRÉE DE MA MÈRE

A MON EXCELLENT PÈRE

A MES SŒURS

A MON BEAU-FRÈRE

A MES ONCLES

JULES BATTESTI

ET

SCIPION NASICA

Ancien magistrat. Avocat à la Cour d'appel de Bastia.

A MES PARENTS

LE GÉNÉRAL STEFANI

Commandeur de la Légion d'honneur
Inspecteur général de la gendarmerie

ET

LE COLONEL GIOVANNINELLI

Officier de la Légion d'honneur.

A TOUS MES PARENTS

A MONSIEUR AIMÉ BON

Directeur de l'école préparatoire à l'École centrale

Témoignage de reconnaissance.

A MON PRÉSIDENT DE THÈSE

MONSIEUR LE PROFESSEUR RICHET

Chirurgien de l'Hôtel-Dieu
Membre de l'Académie de médecine, etc., etc.

A MES AMIS

DE LA GALVANO-CAUSTIQUE

EN CHIRURGIE OCULAIRE

Les applications déjà si fécondes de la galvano-caustique à la médecine et à la chirurgie ont été l'objet d'un grand nombre de monographies et de travaux originaux de la part de différents auteurs. Il nous suffira de citer les noms de Leroy d'Étiolles, Widdeldorf, Broca, Ciniselli, Tripier, Nélaton.

L'ophthalmologie vient d'entrer à son tour dans cette voie nouvelle. Aussi le travail que nous soumettons à nos juges nous a-t-il tout d'abord séduit par son actualité même ; mais il touche à une question sur laquelle, naturellement, notre littérature médicale est restée absolument muette jusqu'à ce jour. De là, la difficulté de notre tâche. Hâtons-nous cependant de le dire, une étude complète sur ce sujet encore inexploré, outre qu'elle nécessiterait un champ d'expériences très-vaste et un temps que nous ne pouvons lui consacrer, dépasserait certainement le cadre ordinaire d'une thèse inaugurale. Nous n'aurons donc ni la témérité de l'entreprendre, ni la fatuité d'espérer pouvoir l'accomplir.

En abordant l'examen de cette nouvelle méthode de traitement, ce qui nous a le plus particulièrement frappé, c'est l'absence complète d'indications cliniques précises. Notre but est d'essayer ici d'en poser quelques-unes, après avoir fait l'historique, si court par lui-même, et d'ailleurs si récent, de l'emploi de la galvano-caustique en chirurgie oculaire.

Témoin des résultats encourageants obtenus à sa clinique par M. de Wecker, nous consacrerons ensuite un chapitre spécial au manuel opératoire et à l'outillage adoptés par ce maître éminent.

On trouvera enfin dans ce travail un certain nombre d'observations. Parmi celles qui se rapportent au décollement rétinien, toutes ne relatent pas, à beaucoup près, des résultats brillants : à côté de ceux-ci, se placent en effet, et en trop grand nombre, des rechutes promptes ou des insuccès immédiats et complets. Nous avons néanmoins l'espoir d'en avoir tiré des considérations et des conclusions d'une grande importance pratique.

Que notre confrère et ami le Dr Réal ainsi que M. le Dr Masselon, veuillent bien agréer tous nos remercîments pour celles qu'ils nous ont communiquées avec tant d'obligeance.

Nous considérons également comme un devoir d'exprimer hautement notre reconnaissance envers M. de Wecker, pour l'extrême bienveillance avec laquelle il nous a toujours laissé puiser à son école ses précieux conseils et ses féconds enseignements.

———

HISTORIQUE

En ouvrant la première édition du traité de Wecker (troisième fascicule), nous trouvons le dessin de deux petites pièces, s'adaptant aux rhéophores d'une pile, et destinées à la cautérisation du sac lacrymal et à l'oblitération des conduits lacrymaux. « L'emploi, dit l'auteur, en est, sans contredit, préférable sous bien des rapports à celui du fer rouge; en effet l'instrument peut être introduit à froid dans la plaie, et les apprêts de l'opération n'ont en eux-mêmes rien d'effrayant pour le malade. Pourquoi donc la galvano-caustique, malgré sa supériorité incontestable, n'est-elle pas encore en faveur auprès des chirurgiens? Nous croyons devoir l'attribuer à la difficulté que l'on éprouve même aujourd'hui à se procurer des appareils sans défauts, c'est-à-dire qui fournissent un courant d'une grande intensité, facile à interrompre brusquement, et passant dans un circuit assez souple pour qu'il soit aisé de le mouvoir en tous sens et sans effort, » Ainsi s'exprimait M. de Wecker dès 1864.

Déjà M. Tavignot qui s'est beaucoup occupé du traitement des voies lacrymales par la galvano-caustique, avait eu le mérite d'insister sur la nécessité d'oblitérer les conduits. Voici comment il procédait. Il se servait de deux rhéophores dont les extrémités se continuaient chacune avec un stylet de platine, l'un droit et l'autre courbe. Tenant l'un des rhéophores d'une main et l'autre entre les dents, il introduisait le stylet courbe dans le point lacrymal inférieur ; puis, dans un second temps, il abaissait la pédale de la pile de Grenet, qui fournissait le courant, et réunissait à angle droit le stylet du rhéophore resté libre avec celui qui était engagé dans le conduit. A ce contact, les deux stylets devenaient incandescents et la cautérisation avait lieu.

L'abandon dans lequel est tombée la méthode d'oblitération du sac lacrymal a forcément aussi entraîné la suppression des appareils de galvano-caustique qui, en chirurgie oculaire, trouvaient seulement leur emploi dans le traitement des maladies des voies lacrymales.

Plus tard, MM. Martinache (de Saint-Francisco) et Gayet, de Lyon, s'adressèrent à l'ignipuncture qu'ils introduisirent dans le traitement des ulcérations de la cornée. Mais depuis, M. Martin (de Cognac) accorda la préféférence au galvano-cautère, qui est certainement le meilleur moyen de cautérisation ignée.

Jusqu'alors, on le voit, la galvano-caustique n'avait trouvé son emploi que dans les affections des voies lacrymales, de la cornée et de la conjonctive (granulations, ptérygion). Ce n'est qu'au début de l'année 1881 qu'à l'instigation de M. Masselon, on entreprit à la clinique de M. de Wecker une série d'essais sur les animaux, afin de déterminer le degré de réaction que la galvano puncture imprimerait aux membranes du globe oculaire.

On poursuivait ainsi le triple but de savoir :

1° Pendant combien de temps se maintiendrait une fistule établie par ce moyen dans les parties postérieures de l'œil.

2° Dans quelle mesure la fermeture de cette fistule serait suivie d'une cicatrice rétractile, et d'adhésion ou de cohésion des membranes enveloppantes autour de la cicatrice.

3° Si l'on éviterait par le galvano-cautère les hémorrhagies intra-oculaires fâcheuses qu'on rencontre encore assez fréquemment lorsqu'on pratique la paracentèse oculaire avec un simple couteau ou un sclérotome.

Ces essais démontrèrent que, suivant la largeur de l'instrument employé, on obtient une fistule qui persiste de six à douze jours, que la guérison de ces fistules (pratiquées tout à fait en arrière) laisse voir, à l'ophthalmoscope, une cicatrice analogue aux ruptures choroïdiennes, et qu'enfin, dans aucun cas, des hémorrhagies intra-oculaires ne se produisent à la suite de la galvano-puncture.

Encouragé par ces résultats, M. de Wecker nous fit assister, le 16 juillet dernier, à la première galvano-puncture dans un cas de décollement de la rétine de l'œil droit, chez une jeune femme de 22 ans, dont on trouvera plus loin l'observation.

Quoiqu'on ne s'attendît qu'à une réaction minime, on dut être néanmoins frappé de l'absence complète de tout symptôme irritatif. Ceux de nos confrères qui fréquentaient la clinique à cette époque ont pu voir toute une série de malades, ainsi opérés du décollement rétinien par MM. de Wecker et Masselon, chez lesquels, du troisième au quatrième jour, il n'existait plus la moindre rougeur péricornéenne ; ce n'est qu'en découvrant l'orifice fistuleux, légèrement injecté et saillant, que l'on pouvait reconnaître la trace du galvano-cautère.

Tel est donc incontestablement le berceau des premiers essais de galvano-caustique dans les affections du segment postérieur de l'œil. L'idée et le plan de ces recherches ne sont pas nés ailleurs qu'à la clinique de la rue Cherche-Midi.

Mais l'éveil une fois donné, un certain nombre de praticiens se lancèrent dans cette voie. Nous nous rappelons encore l'étonnement de M. Abadie lorsque, étant venu à la Clinique, on lui présenta quelques-uns de ces malades. Peu de jours après, il entreprenait à son tour des essais de galvano-puncture dont il a récemment entretenu la Société de chirurgie (séance du 23 nov. 1881). De son côté, le Dr Martin, de Bordeaux, communiquait, lors du dernier congrès de Londres, le résultat de ses expériences personnelles sur la galvano-caustique. Il déclarait que la ponction de la sclérotique par le nouveau procédé est parfaitement tolérée par l'organe, et qu'il est permis de fonder de légitimes espérances sur cette pratique.

I

DE LA CAUTÉRISATION GALVANIQUE DANS LE TRAITEMENT DU DÉCOLLEMENT DE LA RÉTINE

S'il est une affection du globe oculaire en présence de laquelle les praticiens se soient souvent trouvés profondément découragés, et presque toujours désarmés, c'est bien assurément cet état morbide de la rétine dont nous allons esquisser rapidement quelques traits essentiels. Disons cependant de suite, avec M. de Wecker, que la thérapeutique oculaire trouverait ici une base plus solide, si les véritables causes de la lésion étaient mieux connues ; car, dès l'étiologie, commencent les déceptions que nous réserve cette maladie.

C'est ainsi que nous sommes conduit à nous occuper particulièrement de ce dernier point, nous réservant d'ailleurs d'insister tout spécialement sur le traitement du décollement rétinien par le nouveau procédé. Mais nous laisserons entièrement de côté la symptomatologie de cette affection qui, en définitive, n'est elle-même qu'un symptôme.

Étiologie. — D'après les travaux les plus récents, nous distinguerons trois modes différents dans le mécanisme du décollement de la rétine :

1° Le décollement par distension ;

2° Le décollement par soulèvement ;

3° Le décollement par attraction.

A. *Décollement par distension.* — Il est dû à la cause la plus fréquente du décollement, à l'élongation de l'axe optique, comme cela s'observe dans le staphylôme postérieur myopique. Pour interpréter ce genre de décollement, on peut admettre que la légère extension subie par les tuniques de l'œil, favorise le glissement de la rétine sur la choroïde, ou simplement que cet état prédispose à l'hydropisie sous-rétinienne. On peut aussi supposer que l'augmentation du diamètre antéro-postérieur s'accompagne de la tension de la choroïde et de la rétine : grâce à son adhérence à la sclérotique et à son élasticité, la première de ces membranes cède à une distension graduelle, tandis que la rétine, beaucoup moins élastique, ne peut suivre le mouvement d'expansion des deux autres membranes, et se détache, au contraire, pour se mettre dans un plan rectiligne sous l'influence d'une exsudation choroïdienne.

Le décollement du corps vitré offre la plus grande importance pour la vie de l'œil. Müller savait déjà qu'il pouvait occasionner le même accident du côté de la rétine, et Stelwag von Carion le considérait comme un facteur important dans le décollement de cette membrane. Iwanoff attribue cette lésion à deux processus : le premier consistant dans la traction exercée par les adhérences du corps vitré, le second résultant de l'absence de soutien de la part de celui-ci. Cette interprétation rend compte de la rapide succession du décollement de la rétine — celui du corps vitré n'en étant que le prodrome, — du plissement et de la fluctuation de cette membrane décollée.

Se fondant sur les données de l'anatomie pathologique, de Jaeger et de Wecker supposent qu'à mesure qu'une hypersécrétion constamment progressive déverse une quantité plus considérable de liquide et refoule le corps vitré en avant, celui-ci ne se laissant pas comprimer davantage dans la direction de l'axe antéro-postérieur, se détache des parois latérales, en déchirant la rétine, et qu'à ce moment le liquide fait *brusquement* irruption entre la membrane nerveuse et la choroïde.

Ce mécanisme est assez probable lorsque des perturbations nutritives jointes à des symptômes irritatifs par distension et traction ont longtemps précédé le développement du décollement ; mais il est facile d'observer des décollements soudains sur des yeux dont le corps vitré n'a montré jusque-là aucune altération morbide. Dans ces conditions, M. Rachlmann pense que le décollement est dû à un simple phénomèned 'osmose. Cet auteur a pu, en effet, provoquer artificiellement cette lésion, en injectant des solutions de sels dans le corps vitré. Il a supposé, dès lors, bue celui-ci contenant à un moment donné une forte proportion de sels, relativement à celle que renferme le sérum sanguin, circulant dans les vaisseaux choroïdiens, un appel considérable de liquide vers le milieu salé à l'excès forcera la rétine à se laisser traverser rapidement par une quantité notable de sérosité. Un liquide albumineux s'accumulera alors derrière la rétine à mesure que l'appel du sérum, pour désaler le corp svitré, sera plus considérable et plus rapide.

De son côté, Poncet rejette l'hypothèse de Jaeger et de Wecker, en s'appuyant à son tour sur l'anatomie pathologique. Le décollement rétinien, d'après cet auteur, au lieu d'être consécutif à une déchirure, serait, au contraire, primitif, la sécrétion du liquide se faisant d'abord entre la choroïde et la rétine, pour émigrer de là, à travers celle-ci, soit dans le corps vitré, soit dans l'interstice des lames choroïdiennes.

B. *Décollement par soulèvement.* — Cette forme est toujours le résultat d'une masse solide ou liquide qui vient soulever la rétine. Les tumeurs qui y donnent lieu sont de deux sortes : le sarcome qui possède une origine choroïdienne, et le gliome qui apparaît dans la névroglie rétinienne. Le sarcome est d'une rareté extrême. Quand il se développe à l'hémisphère postérieur, et qu'il se projette dans le corps vitré en poussant la rétine devant lui, il produit une distorsion manifeste des objets et une augmentation de la tension oculaire que l'on observe également dans le gliome et le cysticerque. Ce caractère est pathognomonique de la présence d'une tumeur, bien que Bowman l'ait parfois rencontré dans des cas de décollement simple.

Dans une autre série d'observations, on a rencontré la production d'une effusion séreuse entre la choroïde et la rétine ainsi que l'hémorrhagie. Celle-ci provient de la choroïde, en raison de la grande vascularisation de cette membrane. Il est bon de noter ici qu'à la région de l'*ora serrata*, cette disposition anatomique et l'amincissement de la rétine rendent compte de la facilité avec laquelle celle-ci se perfore, ce qui permet à l'effusion sanguine de communiquer alors avec l'humeur vitrée.

L'effusion séreuse qui donne lieu au décollement de la rétine peut être la conséquence d'un processus inflammatoire de la choroïde et de la rétine ou d'une compression soudaine des vaisseaux de l'œil amenant un obstacle au retour du sang veineux, comme dans l'exophthalmos dû aux tumeurs orbitaires.

L'œdème de la rétine provoque aussi le décollement. Il est d'ailleurs parfois très-difficile de faire le diagnostic différentiel de ces deux états. Cependant, et comme pour démontrer l'extrême difficulté d'établir ici de grandes divisions, il est infiniment probable qu'une attraction s'opère sur la rétine simultanément avec son soulèvement, par suite du détachement préalable et du retrait du corps vitré.

Le décollement de celui-ci ne suffirait pas cependant à occasionner celui de la rétine, pour lequel il est indispensable de faire intervenir un nouveau facteur. Qu'importe, en effet, comme le disent très bien de Jaeger et de Wecker, que le liquide qui se trouve en avant soit plus ou moins dense, pourvu que le support existe? Ces auteurs admettent que, dans ces conditions, il se produit sur la rétine une traction directe (suivie de déchirure), par suite de la rétraction du corps vitré, qui a été intéressé au moment de l'extraction d'une cataracte. Il est rare d'ailleurs, que dans ces circonstances, une altération, s'accusant par un défaut de transparence, ne s'observe pas dans ce milieu. Toutefois, l'examen nécropsique peut seul établir le fondement de cette hypothèse.

C. *Décollement par attraction.* — Il s'effectue quand le corps vitré, perdant de son volume, entraîne avec lui la rétine, ou quand une cicatrice de la sclérotique comprend dans sa rétraction la membrane nerveuse qui se décolle dans un point éloigné.

H. Müller et d'autres observateurs ont décrit la transformation du corps vitré en tissu fibrillaire. Les opacités qui se forment autour d'un corps étranger, ou à la suite de l'action d'un corps étranger, sont la conséquence d'une imigration de cellules, rondes d'abord, et remplacées ensuite par d'autres cellules fusiformes ou étoilées. On rencontre alors, au milieu d'elles, de nombreuses fibres qui s'étendent dans le reste du corps vitré, et qui, adhérentes par une de leurs extrémités à la rétine, peuvent par suite de leur rétraction, attirer cette membrane et la détacher.

Telle est la classification la plus complète qu'il soit possible de donner sur cette question, dans l'état actuel de nos connaissances.

Pronostic et traitement. — Le pronostic de cette affection est toujours grave. On peut dire cependant que toutes choses égales d'ailleurs, les décollements traumatiques offrent moins de gravité que les autres, qui sont toujours entretenus par des altérations contre lesquelles l'art ne peut rien. Il s'agit alors, en effet, d'une maladie lentement, mais fatalement progressive dont la dernière étape est la cécité complète.

Les moyens dirigés contre le décollement rétinen sont à la fois médicaux et chirurgicaux. Nous ne parlerons pas des premiers : toute la matière médicale y a passé, sans avoir donné aucun résultat sérieux.

Depuis quelques années, on a tenté avec persévérance le traitement chirurgical. C'est tout d'abord Sichel qui propose la paracentèse oculaire, non pas dans un but curatif, mais uniquement afin d'éviter les complications inflammatoires et douloureuses en diminuant la tension du globe. Et de fait, cette opération ne saurait remplir d'autre indication, à moins de supposer que les rapports de la sécrétion et de l'absorption ont subi de profondes altérations, depuis l'établissement du décollement : hypothèse infirmée par la stabilité même des causes prédisposantes.

Cette considération conduisit de Graefe et Bowman à établir artificiellement une communication permanente entre le corps vitré et la poche sous-rétinienne. Grâce à cette libre communication, la pression devait s'équilibrer dans le segment postérieur de l'œil, et le liquide épanché s'échappant dans le corps vitré, cesserait ainsi de cheminer entre la rétine et la choroïde. La perforation de la rétine est donc parfaitement rationnelle. Mais de Graefe et Bowman ne respectaient nullement le corps vitré qui, dans l'évolution du décollement, joue un rôle des plus importants. Aussi n'a-t-on jamais rien obtenu de durable par ce procédé qui, d'ailleurs, dans la généralité des cas, est loin d'être inoffensif.

Dans le but d'éviter la trame du corps vitré sous peine d'en hâter le retrait et de rendre ainsi l'opération inutile, de Wecker estime qu'il ne s'agit pas de faire passer le liquide sous-rétinien dans le corps vitré, mais bien de le faire écouler au devant de la rétine en perforant la poche dans les parties les plus déclives. La déchirure de la membrane nerveuse ne doit donc pas être pratiquée à travers le corps vitré, mais en procédant du côté du liquide sous-rétinien. Ce procédé opératoire possède assurément tous les avantages de la métode de de Graefe et de Bowman, sans en avoir les inconvénients.

Le même auteur s'est préoccupé d'assurer un écoulement continu du liquide sous-rétinien. A cet effet, il a imaginé de passer au-dessous du décollement un drain de fil d'or, simple ou double, qu'il laissait en place après l'avoir enroulé et noué, en le dissimulant dans le cul-de-sac conjonctival. Des malades ont pu ainsi porter ce fil pendant dix-huit mois et deux ans sans en avoir éprouvé la moindre irritation. Disons cependant que la filtration n'est jamais absolument parfaite par ce moyen.

Enfin, tout récemment, M. de Wecker a eu, le premier, l'idée de recourir à l'action du galvano-cautère. L'observation clinique, l'anatomie pathologique et l'expérimentation sur les animaux démontrent, en effet, qu'au niveau des foyers de chorio-rétinite spontanés ou provoqués, la rétine contracte des adhérences avec la choroïde. Dès lors, pourquoi n'essayerait-on pas de produire artificiellement ces foyers inflammatoires capables de fixer la rétine aux membranes sous-jacentes ?

Cette conception ne pouvait manquer de séduire l'esprit si éminemment pratique de M. de Wecker. Il restait cependant à déterminer si le bénéfice de la galvano-puncture ne serait pas singulièrement amoindri, ou même annihilé, par une réaction plus ou moins considérable de la part des membranes du globe oculaire. Les expériences sur les animaux pouvaient seules éclairer d'une vive lumière ce côté capital de la question.

Des essais furent alors entrepris par M. Masselon, qui démontrèrent l'absence presque complète de réaction inflammatoire.

L'emploi de la cautérisation galvanique présentait, dès lors, toutes les garanties d'innocuité désirables, et pouvait hardiment entrer dans la pratique comme méthode de traitement.

C'est ainsi que M. de Wecker pratiquait, pour la première fois, la galvano-puncture, le 16 juillet 1881, chez deux malades atteints de décollement de la rétine dont nous reproduisons plus loin l'observation complète.

Outillage et manuel opératoire.

Il faut avoir à sa disposition un appareil d'un entretien sûr et facile. La pile d'immersion à crémaillère, de Trouvé, remplit cette condition, si l'on a soin de la charger à chaque emploi, et de vider ensuite le liquide qui peut ainsi servir fort longtemps. Les auges et les plaques, lavées à grande eau, seront tenues au sec pour un nouvel usage.

On peut, grâce à la crémaillère, graduer à volonté l'immersion et par suite l'intensité du courant que l'on désire obtenir, de façon à éviter que le fil de platine soit porté à la température de fusion.

Les instruments destinés à s'adapter au manche qui reçoit les rhéophores et que M. Mathieu a construits pour M. de Wecker sont : 1° Un fil replié en pointe et ressemblant beaucoup à celui antérieurement mis en usage pour la destruction des points et conduits lacrymaux ; 2° Une lamelle de platine que l'on emploie en guise de couteau. Le manche portant les rhéophores n'est muni d'aucun ressort pour l'interruption du courant, attendu que le prompt retrait de l'instrument dispense de ce mécanisme compliqué et coûteux. M. de Wecker ne se sert pas non plus de boules d'arrêt placées près des pointes, parce qu'elles sont absolument inutiles pour une main quelque peu sûre et exercée.

Pour pratiquer la cautérisation galvanique, plusieurs conditions s'imposent :

a. *L'immobilité absolue du malade.* — Les mouvements brusques de celui-ci peuvent occasionner, en effet, des brûlures plus ou moins profondes des parties saines. Pour éviter cet accident, je conseillerais volontiers *d'endormir les enfants et les grandes personnes impressionnables.*

b. *L'écartement des paupières.* — Si elles ne sont pas bien relevées, on peut les toucher sans en avoir l'intention. L'opérateur ne peut cependant s'en occuper, car il a besoin d'une main pour fixer le globe oculaire avec une pince, et de l'autre pour manier le galvano-cautère. Enfin les mains d'un aide qui maintiendraient les paupières écartées gêneraient le chirurgien. *Il faut donc placer le blépharostat.*

c. — Le couteau ou *le fil galvaniques doivent être chauffés au rouge cerise.*

Portés au-delà de cette température, ces instruments perdent, suivant la remarque de M. de Wecker, toute action hémostatique, et donnent ainsi lieu à la production d'hémorrhagies intra-oculaires. Or, c'est précisément cette propriété hémostatique du galvano-cautère, chauffé et maintenu au rouge-cerise, qui contribue principalement à rendre la galvano-puncture supérieure à la paracentèse pratiquée avec le couteau de de Graefe. Nous avons déjà dit que la crémaillère annexée à la pile de Trouvé permet de graduer à volonté l'intensité du courant.

d. — Enfin, quant on dirige la cautérisation galvanique

contre le décollement rétinien, il faut avoir soin de perforer la sclérotique à un centimètre au moins du bord cornéen et au-dessous du bord inférieur du droit externe. On a ainsi le double avantage : 1° de pénétrer dans l'intérieur de l'œil assez loin du corps ciliaire pour ne pas avoir à craindre de le blesser ; 2° d'enfoncer la pointe galvanique dans un endroit dépourvu de tissu cellulo-graisseux, qui l'éteindrait facilement, au moment où elle doit traverser la coque oculaire.

Ajoutons cependant qu'on peut, sans inconvénient, recommencer deux ou trois fois l'attouchement, lorsqu'on n'atteint pas le résultat du premier coup ; mais dans ce cas, le galvano-cautère doit agir sur le même point.

Observation I (Réal)

Décollement de la rétine de l'œil droit. Ponction galvanique.

Madame P..., 22 ans, myope depuis son enfance, se présente à la clinique de la rue Cherche-Midi, le 15 juillet 1881. Bonne constitution ; aucune maladie antérieure.

Il y a deux mois elle s'est aperçue de l'existence d'une tache noire, mobile sur le côté temporal du champ visuel ; cette tache n'a fait qu'augmenter depuis son apparition, en même temps que la vision devenait de plus en plus mauvaise. Elle se décide alors à venir consulter M. de Wecker.

Etat actuel. — L'œil droit possède une tension normale ; les milieux sont transparents ; la pupille réagit parfaitement sous l'influence de la lumière et ne présente pas de dilatation anormale.

Lorsqu'on éclaire cet œil au moyen de l'ophthalmoscope, on s'aperçoit qu'il existe un décollement qui occupe tout le côté externe de la rétine; le soulèvement de cette membrane est suffisant pour masquer complètement le côté correspondant de la papille. Le liquide épanché est parfaitement transparent, et la membrane nerveuse n'a subi aucun changement de texture visible à l'ophthalmoscope. D'ailleurs la nappe de liquide est assez faible pour permettre aisément le *flottement*. Cependant en promenant le faisceau lumineux sur la surface décollée, celui-ci rencontre deux parties saillantes qui réfléchissent fortement la lumière et prennent une teinte gris-argenté. La tortuosité des vaisseaux et les crochets qu'ils forment en quittant un plan de rétine pour passer dans un autre, la perte de la double ligne rouge limitant un intervalle moins coloré, constituent des éléments suffisants pour compléter le diagnostic. Ces vaisseaux semblent, en effet, former des lignes d'un ronge foncé et plus minces que d'habitude. phénomène dû au déplacement de leur plan de parcours.

Il s'agissait donc d'un décollement rétinien myopique datant de deux mois, et constitué par une nappe de liquide de deux à trois millimètres d'épaisseur, dans les parties les plus reculées, mais formant une véritable poche vers l'*ora serrata.*

L'œil gauche ne présente pas de trace de décollement; les milieux sont transparents; mais on observe de ce côté, un large staphylôme postérieur, mal limité, avec un foyer de choroïdite exsudative sur la *macula.*

O. G. M. 15 S = 1/10.

O. D. Compte les doigts à 25 centimètres.

Champ visuel rétréci, ainsi que le représente la planche 1.

16 juillet 1881. — Le lendemain de son entrée, la malade subit une ponction galvanique entre le droit inférieur et le droit externe, à un centimètre en arrière du bord cornéen. On se servit de la petite anse qui, chauffée au rouge cerise, traversa dans un seul temps la coque oculaire. Immédiatement après il s'écoula un liquide transparent, jaunâtre, très-fluide, sans trace de sang. D'ailleurs, douleurs insignifiantes et diminution presque instantanée de la tension intraoculaire.

Application du bandeau compressif et repos absolu.

17 juillet 1881. — La nuit s'est bien passée. Pas de douleurs. Pas de sécrétion conjonctivale.

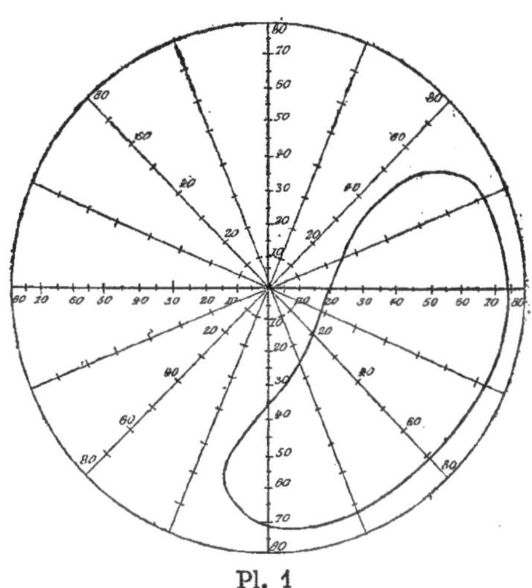

Pl. 1

L'emplacement de la ponction est marqué par une petite saillie rougeâtre de la conjonctive ; la réaction est réduite à une légère injection de la conjonctive s'étendant peu au delà de la plaie. On renouvelle le bandeau.

18 juillet. — Les phénomènes irritatifs ne sont pas plus accusés. La malade compte les doigts à 1 mètre 50. On continue le repos et l'usage du bandeau compressif.

Le 23. — L'œil augmente légèrement de tension ; l'orifice saillant de la fistule tend à s'effacer ; la rétine est tout à fait réappliquée, et l'on voit, à la place de la blessure choro-rétinienne une plaque ressemblant à une plaie de la choroïde. Elle présente un aspect d'un blanc sale au centre, s'entourant d'une zône pigmentée, d'abord peu épaisse, mais qui devient de plus en plus foncée, pour décroître ensuite et se noyer dans la coloration rouge du fond de l'œil.

Il n'y a pas eu d'hémorrhagie ; le corps vitré conserve une transparence parfaite. L'examen ophthalmoscopique n'est pas poussé plus loin pour ne pas fatiguer la malade.

Le champ visuel reprend ses limites normales (Pl. 2, ligne pleine).

O. D. M. 18. S = 1/10.

25 juillet. — La rétine est en place : nous cherchons la cause de l'acuité 1/10, et nous trouvons un large staphylôme postérieur, avec un petit foyer d'hémorrhagie ancienne vers la région de la macula.

27 juillet. — Le décollement se reproduit, mais cette fois il tend à occuper les parties les plus déclives ; la poche est à peine saillante ; pas de flottement.

La partie la plus externe de la rétine, voisine de la ponction, se maintient parfaitement accollée. Le champ visuel manque directement en haut (Pl. 2. ligne ponctuée).

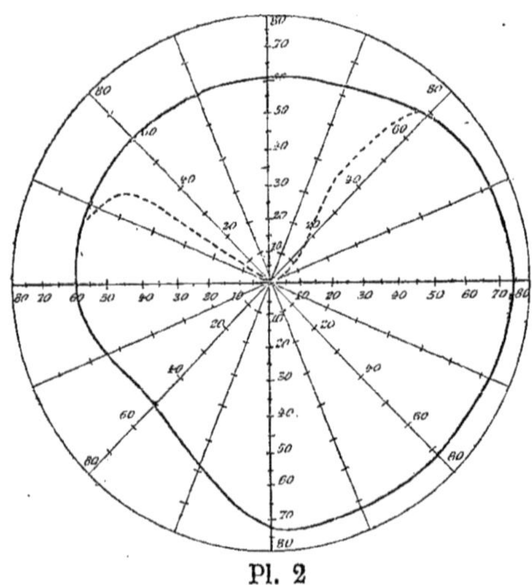

Pl. 2

Bandeau compressif et repos absolu.

28 juillet. — Disparition du décollement, rétablissement du champ visuel.

30 juillet. — La malade continue à aller bien. La tension oculaire est redevenue normale.

Quelques jours plus tard, Mme P. quitte la clinique, très satisfaite de son état, et prête à revenir nous voir à la première alerte.

Observation II (Réal)

Décollement myopique de la rétine. Œil droit. Ponction galvanique.

M. C., 33 ans, professeur, entre à la clinique de la rue Cherche-Midi le 30 août 1881.

C'est un homme d'une bonne constitution mais de mœurs un peu déréglées. Il nous raconte que dans ces derniers temps, l'acuité visuelle de l'œil droit a considérablement baissé, d'une façon lente et progressive. Il s'est tout d'abord aperçu de l'existence d'un brouillard occupant le côté temporal du champ visuel; ce brouillard n'a fait qu'augmenter en étendue et en épaisseur.

M. C. a déjà consulté pour son œil et se sait porteur d'un décollement de la rétine; il s'adresse à M. de Wecker, nous dit-il, plutôt par acquit de conscience que dans l'espoir d'une guérison.

Etat actuel. — La tension de l'œil est normale. Le décollement occupe la partie supéro-externe de la rétine droite et s'étend depuis l'ora serrata jusqu'à la région de la macula. Il est limité en haut par une bande étroite et pigmentée qui occupe la ligne médiane et se dirige en arrière à la rencontre de la papille; on dirait une choroïdite en bandelettes. En bas, ses limites sont mal déterminées.

Vers la partie supéro-externe existe une véritable poche, dont le contenu est liquide et transparent; la rétine n'offre aucune plaque dégénérative. Le *flottement* est très manifeste. A la lumière renversée et dans la partie antérieure du décollement, nous trouvons quelques vaisseaux qui forment des tortuosités à peu de distance de la papille, en perdant par places leur aspect normal. Leur teinte est d'un rouge foncé, presque noir. La portion de la rétine correspondant à la région de la macula offre un déplacement parallactique très manifeste, plus accentué encore pour les vaisseaux voisins. Le corps vitré est parfaitement transparent et dépourvu de flocons.

O. D. M. — 5. S. = 1/6.

O. G. M. — 5 50. S = 1.

Le champ visuel est rétréci (Pl. 3 ligne pleine).

Après cet examen, la cautérisation galvanique est proposée au malade qui ne veut pas l'accepter, persuadé que le décollement rétinien est une maladie incurable. Cependant il se laisse séduire par le résultat très satisfaisant que cette opération avait donné chez notre opérée du 16 juillet.

3 septembre. — M. C... revient pour se faire opérer, mais dans un état d'ivresse complète, ce qui n'empêcha pas, d'ailleurs, de procéder à l'opération.

On place l'ophthalmostat et l'œil est fixé en haut et en dedans au moyen d'une pince. Le couteau galvanique, porté au rouge-cerise, traverse du premier coup la sclérotique, au-dessous du bord inférieur du droit externe, à un centimètre du bord de la cornée. Il s'écoule aussitôt après un liquide parfaitement transparent mais légèrement visqueux. Pas de douleurs. Application du bandeau compressif.

4 septembre. — Le malade a passé une bonne nuit. Pas de sécrétion conjonctivale. Légère rougeur autour de l'orifice fistuleux. Œil mou. On réapplique le bandeau et le malade est confiné au lit.

5, 6 et 7 septembre. — Même état. La tension est toujours au-dessous de la normale. On ne fait pas d'examen de la vision.

8 septembre. — O. D. M. — 6. S. = 1/2 difficile. De près, le malade lit les plus fins caractères typographiques de Wecker. Le champ visuel est complètement rétabli (Pl. 3, ligne ponctuée). Nous bornons à cela notre examen et nous réappliquons le bandeau.

10 août. — La tension oculaire augmente. La pupille très contractée, réagit mal sous l'influence de l'atropine.

A l'examen ophthalmoscopique, nous trouvons une plaie choroïdienne semblable à celle de la première malade (obs. précédente). La rétine est presque entièrement réappliquée. Seulement, de la plaie partent deux ou trois plis qui se dirigent vers la région de la macula. Ces plis prennent un aspect grisâtre quand on y projette le faisceau lumineux. Large staphylôme postérieur. Rien sur la macula. La bande noirâtre qui limitait en haut le décollement, a disparu. Pas d'hémorrhaie dans le corps vitré. Le malade se plaint d'un point noir siégeant sur la moitié temporale du champ visuel. Celui-ci est normal, sauf une petite lacune occupant la partie supérieure de la moitié temporale

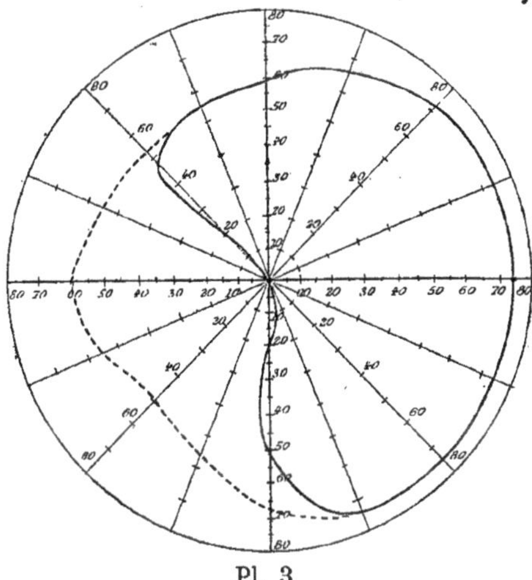

Pl. 3

du champ visuel : scotome difficile à délimiter avec le campimètre, impossible avec le périmètre.

12 septembre. — La tension continue à augmenter. M –6. S=1/2 difficile. Pas d'iritis.

La rétine est tout à fait adossée; en dehors, près de la fistule, les plis persistent. La malade quitte la clinique.

15 septembre. — L'acuité descend S=1/3. Soulèvement de la rétine. Augmentation de la tension jusqu'au 17, pour devenir ensuite à peu près normale. L'orifice fistuleux est oblitéré.

28 septembre. — La tension est normale. Léger trouble de la portion externe de la rétine. M—5. S=1/6. Les plis sont très manifestes.

Le malade nous avoue alors que le 12 septembre, jour de sa sortie, il avait fait des exercices de vision avec ses amis. On lui fait continuer l'usage du bandeau en lui recommandant sévèrement le repos.

M. C... revient à la clinique dans les premiers jours d'octobre. Nous trouvons M – 5. S=1/3. Des embarras de famille l'obligent à interrompre son traitement et il nous quitte en promettant de revenir au moindre changement. On ne l'a pas revu.

Observation III (Réal)

Décollement myopique de la rétine de l'œil droit.

L'abbé X..., âgé de 58 ans, vient pour la seconde fois consulter M. de Wecker le 5 septembre 1881, pour un décollement de la rétine datant de trois ans. Le malade nous raconte qu'étant myope depuis son jeune âge il possédait depuis longtemps une acuité visuelle très défectueuse. Cependant l'œil droit a toujours été le meilleur.

Lorsque, il y a un an, l'abbé X... est venu consulter pour la première fois, il était porteur d'un décollement rétinien de l'œil droit. On lui fit alors la ponction avec le couteau de Graeffe, suivie de l'application du bandeau compressif, et l'on condamna le malade au repos. Cette intervention a été suivie d'une légère amélioration, mais le décollement n'a pas tardé à se reproduire; c'est ce qui amène de nouveau le malade à la clinique.

Nous apprenons alors que la reproduction de la maladie date de six mois. L'œil droit est mou à la pression. L'ophthalmoscope ne nous permet pas d'apercevoir des flocons dans le corps vitré, mais il nous démontre l'existence d'un décollement dans la partie inférieure et externe de la rétine. La papille est peu visible. Le liquide sous-rétinien est très abondant, mais la membrane nerveuse n'a subi aucune altération dans sa texture. Le *flottement* est très accentué. Au lieu de deux lignes rouges limitant un intervalle moins coloré, on voit les vaisseaux rétiniens prendre dans toute leur épaisseur une teinte uniforme d'un rouge plus sombre que dans les conditions normales. Le champ visuel fait défaut en haut et principalement du côté temporal (Pl. 4, ligne pleine).

O. D. compte les doigts à $0^m,75$.

O. G. M-10. S = 2/3.

A l'ophthalmoscope cet œil ne présente pas de flocons, mais un large staphylôme mal limité.

Le jour même de son entrée, le malade subit la ponction galvanique, qui est pratiquée à un centimètre de la cornée et près du bord externe du droit inférieur. On s'est servi d'une pile de Trouvé à deux couples et d'un couteau galvanique qui mesurait un demi-millimètre de largeur.

La ponction a été pratiquée lentement et par petits coups. Le couteau s'éteignait au contact des tissus, mais se rallumait aussitôt, grâce à ces intermittences graduées.

A la troisième introduction, le couteau pénétra dans l'œil, d'où s'écoula immédiatement un liquide transparent, ambré, sans trace de sang. L'œil devint aussitôt mou ; un bandeau fut appliqué et le malade garda le repos.

6 septembre. — La nuit a été bonne. Pas de douleurs. Les mouvements du globe oculaire sous le bandeau déterminent une certaine gêne. L'injection conjonctivale est nulle. Pas de sécrétion. L'orifice fistuleux est très saillant, l'œil mou. On continue l'usage du bandeau compressif.

Les 7, 8 et 9 septembre, le malade continue à aller bien. La tension oculaire reste au-dessous de la normale.

10 septembre. — Sans campimètre on détermine approximativement le champ visuel, en ordonnant au malade de fixer un objet en face et en promenant la main à une certaine distance en haut, du côté où manquait le champ visuel : celui-ci est un peu agrandi.

Le malade compte les doigts à $1^{m},50$. Les bords de l'orifice fistuleux se sont affaissés. Repos et bandeau compressif.

11 septembre. — L'examen ophthalmoscopique nous montre le réappliquement de la rétine qui ne présente aucun plissement. Large staphylôme postérieur. Œil mou. Champ visuel normal (Pl. 4, ligne ponctuée).

O. D. M — 6. S = 1/6. Le malade peut lire l'échelle n° 5 de Wecker à la distance de $0^{m}16$.

14 septembre 1881. — La tension augmente. La fistule est fermée. L'épanchement s'est reproduit en partie et détermine de nouveau le soulèvement de la rétine. L'acuité visuelle descend à 1/20 emmétrope.

On rétablit la fistule avec un stylet, en ayant soin de faire bailler les lèvres de la plaie : le liquide s'échappe très doucement. La tension

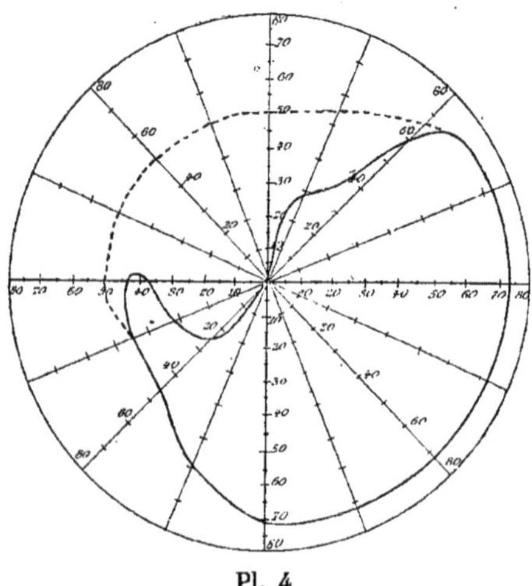

Pl. 4

redevient normale. On applique le bandeau compressif et le malade quitte la clinique.

Il revient le lendemain. Œil mou. Champ visuel intact, S = 1/6.

26 septembre. — Tension intra-oculaire normale. Le liquide s'est reproduit en quantité suffisante pour s'opposer à l'adossement de la rétine sur une très grande étendue. La fistule est encore ouverte, mais ne donne lieu qu'à un faible écoulement de liquide. Bandeau compressif.

28 septembre. — Œil mou. Emmétrope S = 1/4. La myopie n'est pas rétablie.

5 octobre. — Le malade revient à la clinique avec une tension oculaire assez considérable. Le champ visuel manque en haut. Il compte les doigts à 1m75 (Pl. 5, ligne pleine).

On ouvre de nouveau la fistule, au moyen d'un stylet.

Le lendemain, 6 octobre, l'ophthalmoscope nous permet de constater le recollement de la rétine. Le malade part avec son bandeau pour laprovince. Depuis, on n'a plus eu de ses nouvelles.

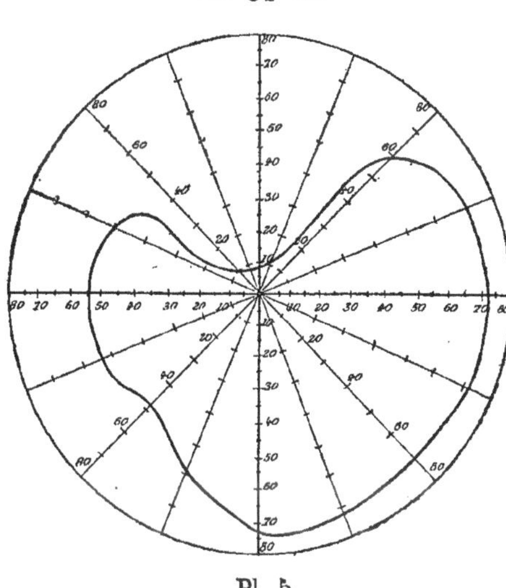

Pl. 5

Les trois observations qu'on vient de lire se passent aisément de commentaire. Il importe toutefois de bien noter la réaction nulle ou insignifiante et l'absence complète d'hémorrhagie qui caractérisent invariablement la cautérisation galvanique. Quant au recollement de la membrane nerveuse, il s'est également produit d'une façon constante, et toujours la vue s'est sensiblement et pour longtemps améliorée. Tel est, croyons-nous, le véritable point de vue auquel il faut se placer, pour apprécier sainement la nouvelle méthode. On se tromperait, en effet, si, pour la recommander, l'on s'appuyait sur les résultats obtenus : ceux-ci ne permettent encore que d'espérer d'arriver à mieux.

Pour nous cependant, la ponction galvanique appliquée au décollement rétinien, est appelée à devenir une opération classique et à réaliser toutes les espérances qu'elle permet déjà de concevoir. Mais pour atteindre ce résultat, il faudra que les chirurgiens soient parfaitemen convaincus de l'innocuité absolue du nouveau procédé, et disposés à l'appliquer hardiment, à l'avenir, toutes les fois que la fistule viendra à se fermer. Leur attention devra donc porter principalement sur la perméabilité du trajet fistuleux. Grâce à un écoulement continu et très soigneusement entretenu du liquide sous-rétinien, grâce à une inflammation adhésive déterminée et maintenue, au besoin, par l'action réitérée, — mais jamais sur un même point, — du couteau galvanique, n'est-il pas rationnel d'espérer le rétablissement définitif des connexions physiologiques de la rétine avec les membranes sous-jacentes ?

Observation IV (Réal).

Décollement rétinien myopique de l'œil droit. Ponction galvanique.

M. B..., âgé de 60 ans, forgeron, entre à la clinique de la rue Cherche-Midi, le 15 juillet 1881. Le malade appartient à une famille de myopes : il est lui-même myope. Depuis très longtemps, il voit des mouches de l'œil droit ; mais les troubles de la vision qui l'amènent à la clinique ne remontent qu'à quatre mois environ et se sont développés graduellement.

État actuel. — La tension de l'œil droit est au-dessous de la normale. La pupille réagit régulièrement sous l'influence de la lumière. Les milieux transparents de l'œil sont intacts : pas de flocons dans le corps vitré. On constate un décollement qui occupe plus de la moitié droite de la rétine. L'examen du fond de l'œil à l'image renversée ne laisse pas voir la papille, et c'est à peine s'il reste un peu de rétine en place vers la région nasale (V. Pl. 6, ligne pleine). Tous les symptômes du décollement se rencontrent : *flottement* exagéré, changement d'aspect des vaisseaux rétiniens, etc., etc.

Examen visuel : O. D. compte les doigts à 1^m.

O. G. M—3. S=2/3.

A gauche, il existe un staphylôme postérieur étroit, mais mal limité.

Le malade ayant accepté l'opération, celle-ci eut lieu le lendemain 16 juillet, c'est-à-dire le même jour que pour la malade qui fait le sujet de notre première observation. On employa un appareil à immersion à un seul couple, fourni par M. Mathieu. Cet appareil était doué de peu de force, de sorte que le couteau galvanique s'éteignait rapidement et ne parvenait à perforer la coque oculaire qu'avec une extrême difficulté, rendue encore plus grande par l'emploi du couteau galvanique au lieu du fil.

Le malade est couché sur le lit d'opération. On place l'ophthalmostat et l'on fixe fortement l'œil en haut au moyen d'une pince. Le couteau chauffé au rouge-cerise est plongé dans la sclérotique, à un centimètre en arrière de la cornée et en dehors du droit inférieur. Le couteau traversant une couche de tissu cellulaire assez épaisse pour

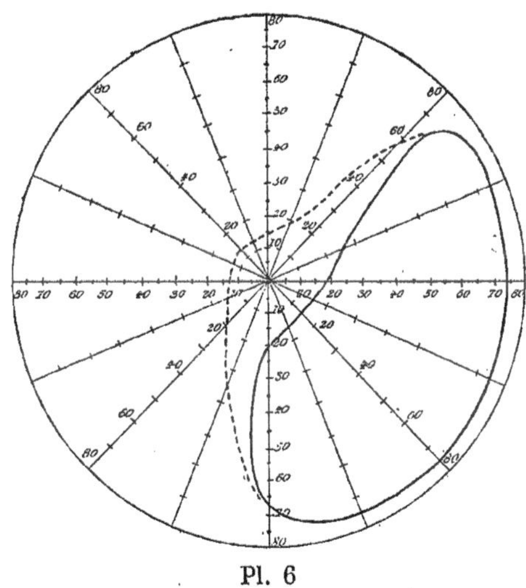

Pl. 6

l'éteindre avant d'arriver à la sclérotique, glissa sur celle-ci sans l'entamer ; aussi, au moment de le retirer, fut-on surpris de ne pas voir le jet de liquide. C'était là le premier essai; on n'insista pas davantage de peur de provoquer une réaction trop vive. Le bandeau compressif fut appliqué et le malade fut tenu dans un repos absolu.

Le lendemain, nous constatons qu'il ne s'était produit aucune réaction. Le malade disait qu'il voyait mieux, mais on ne fit un essai de vision que le 23 juillet. Ce jour-là, nous constatâmes avec surprise que notre malade avait comme acuité visuelle $S = 1/6$ avec $+ 2$.

Le champ visuel avait augmenté (v. pl. 6, ligne ponctuée). A l'ophthalmoscope, nous trouvons une diminution du liquide sous-rétinien, la papille était visible avec son petit staphylôme. M. de Wecker était décidé à recommencer l'opération, mais le malade en demanda l'ajournement afin de pouvoir se rendre chez lui où l'appelaient des affaires de famille.

A son retour, quinze jours plus tard, le décollement s'était reproduit. Le champ visuel, ainsi que l'acuité, étaient revenus aux limites qu'ils présentaient avant l'opération. Nous n'avons pas revu le malade le lendemain, ni depuis.

L'expérience nous enseigne que la ponction de la sclérotique faite à petits coups, n'est jamais suivie de phénomènes inflammatoires. L'observation de notre malade nous démontre, à son tour, que cette même ponction non réussie agit à la façon des pointes de feu, comme moyen de révulsion rapide et énergique. Pourquoi donc cette nouvelle méthode ne serait-elle pas prise en sérieuse considération? Notre avis est qu'on pourrait en retirer les plus grands avantages.

II

DE LA CAUTÉRISATION GALVANIQUE CONTRE LES ULCÈRES SIMPLES ATONIQUES

Il ne faudrait pas regarder l'emploi de la galvano-puncture comme une panacée contre tous les ulcères, quelles qu'en soient d'ailleurs la nature et la cause. Bon nombre de praticiens, grands partisans de toutes les nouveautés thérapeutiques, tomberont peut-être dans cette fâcheuse exagération.

Pour nous, nous ne saurions voir dans la cautérisation galvanique qu'une ressource précieuse et qui mérite d'être conservée, mais dont il reste cependant à préciser les indications.

Toutes les fois que nous avons vu recourir à ce moyen, il nous a été facile de nous convaincre qu'il s'adresse presqu'exclusivement à certaines formes d'ulcères présentant des allures et une physionomie tout à fait spéciales. Il importe donc de bien déterminer la nature de ces ulcères si facilement vaincus par le procédé nouveau.

Ce qui frappe surtout un observateur attentif, c'est que ces lésions ont toujours résisté au traitement classique qui, souvent, n'a même pu enrayer leur marche envahissante. Ce sont des affections rebelles, chroniques, à évolution torpide, mais qui n'entraînent pas d'emblée la formation de pus dans la chambre antérieure, ni la désorganisation rapide de la cornée avec les graves accidents qui en résultent. Elles sont tenaces, sans avoir un caractère de malignité particulière.

D'ailleurs, invariablement, les yeux qu'elles ont atteints étaient déjà malades ; et, dans certains cas, la maladie primitive paraît avoir été la cause de l'ulcère qui accompagne ou suit tantôt une conjonctivite, tantôt une kératite ou une ophthalmie ancienne et disparue.

Quelquefois les patients ont une santé générale mauvaise, un tempérament diathésique. C'est toujours un défaut de nutrition de la cornée causé soit par un trouble local longtemps prolongé, soit par un mauvais état général qui favorise la production du mal et en empêche la guérison. Et de fait, ne voyons-nous pas tous les jours des ulcères de la cornée survenus sur des yeux atteints de conjonctivite catarrhale, purulente, granuleuse, guérir spontanément si ces maladies sont traitées avec succès dès le début ? N'en est-il pas d'autres qui, atteignant des individus scrofuleux, disparaissent rapidement sous l'influence de l'huile de foie de morue, du sirop de protoiodure de fer et autres reconstituants ? Mais laissons un processus pathologique épuiser la vitalité d'un œil ; supposons en outre que le malade est atteint d'une diathèse : n'est-il pas naturel que l'ulcère qui envahit une cornée dans ces conditions, ait un caractère absolument atonique ?

Il est évident, dès lors, que, pour en triompher, il faudra produire une irritation formatrice énergique. C'est ce qu'ont fait Martinache et Gayet avec la cautérisation ignée ; de son côté M. de Wecker a obtenu des résultats excellents dans des cas analogues par l'emploi du galvano-cautère.

Des considérations qui précèdent, je crois donc pouvoir conclure à l'utilité de la cautérisation galvanique contre les ulcères qui, *naturellement bénins, sont devenus atoniques, du fait d'une lésion locale primitive, ou d'une diathèse individuelle, et quelquefois sans cause appréciable.*

Notons d'ailleurs, à l'avantage de ce moyen thérapeutique, que le malade n'est pas effrayé par les apprêts de l'opération (le couteau galvanique est approché à froid de la surface ulcérée), que les douleurs cessent dès les premières cautérisations, et qu'enfin les ulcères n'ont toujours été suivis que de légères opacités.

III

DE LA CAUTÉRISATION GALVANIQUE CONTRE LES ULCÈRES SERPIGINEUX A HYPOPION.

Tant que les chirurgiens n'auront à combattre que des lésions à *marche relativement lente,* contre lesquelles ils auront eu le temps d'essayer des moyens classiques, il leur suffira de promener légèrement le galvano-cautère sur la partie malade, pour obtenir des succès éclatants. Mais le jour où ils voudront, par le même procédé, lutter contre des ulcères à évolution rapide, produisant dès le début des ravages considérables, s'accompagnant d'*hypopion* et des symptômes subjectifs les plus pénibles, ils auront d'amères déceptions.

Dans ces cas-là, la supériorité du procédé de Sœmisch est incontestable.

Mais cette opération doit être suivie de quelques précautions auxquelles nous attachons la plus haute importance.

Il faut fendre hardiment le fond de l'ulcère de manière à établir ainsi une large ouverture donnant issue au pus de la chambre antérieure et produisant un nettoyage fréquent des bords de l'ulcère par l'évacuation répétée de l'humeur aqueuse ; une véritable détente de l'œil suit aussitôt ce débridement. En outre, suivant le précepte du savant professeur de Bonn, on aura soin de maintenir la section cornéenne ouverte pendant plusieurs jours, à l'aide d'un stylet mousse ou mieux avec l'extrémité boutonnée du couteau de Weber, afin d'évacuer le pus de nouvelle formation, ou même simplement l'humeur louche qui remplit la chambre antérieure.

Faute d'avoir négligé ces soins ultérieurs, certains malades ont vu leur ulcère serpigineux un instant entravé, reprendre, dès les jours suivants, sa marche progressive.

Nous ne nous attarderons pas ici à démontrer, par les nombreuses observations qui pullulent dans la pratique quotidienne, l'insuffisance des cautérisations superficielles dans le cas qui nous occupe. Bornons-nous à mentionner un résultat obtenu par M. le Dr Passerat dans ses expériences sur les yeux des animaux :

Obs. — Inoculation, sur la cornée d'un lapin, du pus provenant d'une résection du coude. Huit heures après, hyperhémie de la conjonctive, chémosis, hypopion.

Cautérisation superficielle de tout l'ulcère sans effet. On renouvelle la cautérisation et l'hypopion reste stationnaire.

L'œil semblait plus dur qu'à l'état normal, on fait une paracentèse marginale. Le lendemain de cette opération l'hypopion avait disparu. L'ulcère ne s'étend plus ; des vaisseaux nouveaux se produisent.

Le troisième jour qui suit l'inoculation, on fait une nouvelle paracentèse. Dès lors, l'ulcère s'améliore rapidement.

Le douzième jour il est guéri.

Cette observation, sans être un argument direct en faveur de l'incision de Sœmisch, prouve que les cautérisations ont été insuffisantes contre un ulcère infectieux à l'hypopion.

Nous estimons cependant qu'un procédé mixte sera très-avantageux dans la généralité des cas. L'action du galvano-cautère s'ajoutera alors à celle de l'instrument tranchant.

Cette opinion est basée sur l'observation suivante :

Observation V (Réal).

Ulcère à hypopion de l'œil droit.

Mme C... 60 ans, demeurant à la campagne, où elle mène d'ailleurs une existence très douce, se présente à la clinique de M. de Wecker le 20 février 1882.

Étant enfant, elle a eu mal aux deux yeux, qui présentent depuis cette époque des taies de la cornée. Les voies lacrymales n'ont jamais présenté aucun phénomène morbide.

Il y a deux mois, nous dit la malade, l'œil droit devint tout à coup très emflammé, larmoyant, extrêmement sensible à la lumière, en même temps que la conjonctive présentait une vascularisation très intense. En outre, Mme C... se plaint d'être tourmentée depuis cette époque par une névralgie très pénible et très tenace, occupant le côté droit du front et présentant des exacerbations nocturnes insupportables.

État actuel. — La malade ne voit plus de son œil droit ; cependant elle peut encore ouvrir assez facilement les paupières qui sont légèrement gonflées. Il existe un larmoiement continuel, mais sans sécrétion conjonctivale, et les flocons purulents qui s'écoulent avec les larmes proviennent évidemment de la surface cornéenne ulcérée.

Le centre de la cornée droite est en effet envahi par un ulcère très étendu, à contours irréguliers et progressant vers la périphérie ; ses bords sont taillés à pic et le fond est recouvert par une sécrétion purulente. La cornée est fortement infiltrée dans toute son étendue. Un hypopion considérable occupe près de la moitié de la chambre antérieure.

L'œil gauche présente de petites taies centrales de la cornée.

O. G. M — 6. S = 1/8.

O. D. Perception lumineuse à six mètres.

Le lendemain, 21 février, M. de Wecker pratique l'opération de Sœmisch.

L'hypopion se présente sur les bords de la plaie, et est retiré en masse à l'aide d'une pince. La plaie soigneusement nettoyée, on cautérise les bords de l'ulcère avec le couteau galvanique porté au rouge-cerise. On instille une goutte d'ésérine et on applique des rondelles boratées destinées à être maintenues humides sur l'œil.

La malade resta à la clinique, ses névralgies cessèrent le jour même de l'opération et la nuit fut excellente. Pendant les treize jours que Mme C. a reçu nos soins on voyait la plaie se déterger avec une rapidité étonnante, le tissu de la cornée reprendre sa transparence, la zône d'infiltration s'effacer concentriquement, pendant que le travail de réparation comblait la perte de substance déterminée par l'ulcération.

Au moment où la malade nous quittait, le 5 mars, l'œil avait perdu sa rougeur, ne présentait plus qu'un faible degré de photophobie, tandis que l'ulcère, en pleine voie de cicatrisation, ne laissait aucune dépression sur la cornée. Il restait seulement une petite facette sur les limites supérieures de laquelle on observait deux ou trois petites taies, le reste de la cornée présentant une transparence parfaite. Pas de leucome. La section de la cornée était indiquée par une très-fine ligne grisâtre qui traversait la surface cicatricielle. Quant aux petites taies dont nous venons de parler, elles remontent à l'enfance, ainsi que nous le dit la malade, et reconnaissent la même origine que celles que l'on observe sur la cornée gauche. Leur aspect et leur siège ne permettenf pas d'ailleurs d'admettre qu'elles sont le reliquat du processus ulcéreux.

Rentrée chez elle, nous cessons de voir Mme C. pendant douze jours, après lesquels elle revint consulter M. de Wecker pour sa mauvaise vue. Nous constatons alors que la guérison de l'ulcère est définitive, en même temps qu'on observe de synéchies postérieures. Séance tenante, M. de Wecker pratique une pupille artificielle. Mme C. reste dix jours à la clinique, puis elle retourne dans son pays tout à fait guérie de sa nouvelle opération et très-satisfaite du résultat. Elle revient nous voir le 14 avril et nous trouvons :

O. D. M — 6. S = 1/6.

O. G. Hm. S = 1/8.

Quoi qu'il en soit, l'opération de Sœmisch conserve tous ses droits, et je n'hésite pas à dire :

Pratiquez toujours et avant tout, la kératomie. Presque toujours elle suffira. Si par extraordinaire, vous n'obtenez pas ainsi la guérison, appliquez le procédé nouveau. L'un complétera l'action de l'autre.

IV

DE LA CAUTÉRISATION GALVANIQUE CONTRE L'ULCUS RODENS.

Mooren, Steinheim, Sœmisch ont décrit une espèce d'ulcères qu'on rencontre rarement. « Ils commencent sur le bord marginal de la cornée, y progressent lentement et s'accompagnent de douleurs violentes. Le bord de l'ulcère où le processus est en voie d'évolution est grisâtre ou jaunâtre; mais cette zône altérée ne s'étend pas très loin sur le tissu sain. Quant aux parties primitivement envahies, elles se recouvrent peu à peu de vaisseaux. Mais dans aucun cas il ne se produit d'hypopion (1)... Je veux parler de la variété rodens que l'on confond généralement avec la variété serpens, dont elle diffère par une marche beaucoup plus lente.

Il n'y a pas bien longtemps encore, cette affection était réputée rebelle à tout traitement. Voici deux observations qui démontrent que l'ulcus rodens est parfaitement justiciable du galvano-cautère.

1. Leçon de M. Abadie.

Observation VI (Réal).

Ulcère rongeant, central de la cornée droite. — Paracentèse. — Cautérisation galvanique.

M. C.., 43 ans, sculpteur, vient à la clinique le 9 février 1882. Il nous dit qu'il craint d'avoir un corps étranger dans l'œil droit. Le 7 février, ajoute-t-il, il a pu lire dans son lit avant de s'endormir, et sans la moindre gêne ; mais le 8 au matin, il s'est réveillé avec son œil rouge, légèrement sensible et larmoyant. Cet état ne l'empêcha pas d'aller à son travail. Cependant, le soir en rentrant chez lui, il voyait à peine pour se conduire. Il ne peut plus ouvrir son œil et la rougeur a envahi toute la conjonctive. Mauvaise soirée, mauvaise nuit, douleurs ciliaires très-vives.

Le lendemain, 9 février, nous recevons M. C.., à la clinique et nous constatons alors qu'il avait perdu l'œil gauche à la suite d'une irido-choroïdite traumatique remontant à l'enfance. Il est tourmenté par de fortes douleurs péri-orbitraires, les paupières sont fermées, les vaisseaux sous-cutanés injectés et variqueux. Larmoiement abondant, photophobie, injection conjonctivale considérable, sans sécrétions, pas de chémosis.

La cornée est le siège d'une ulcération large comme une lentille et empiétant en haut sur la moitié inférieure de la portion pupillaire. Cet ulcère est très superficiel, mais néanmoins plus profond dans sa moitié supérieure que dans l'inférieure, à bords irréguliers, déchiquetés. Son fond est recouvert par du pus concrété. Les parties qui l'avoisinent sont le siège d'une infiltration considérable qui paraît devoir s'étendre principalement en haut. L'œil est dur au toucher. Pas d'hypopion.

Le malade est couché sur le fauteuil d'opération et une recherche attentive de M. de Wecker n'amène pas la découverte d'un corps étranger. On pratique la paracentèse et on ordonne un collyre d'ésérine et des rondelles boratées.

La nuit fut bonne, et les douleurs périorbitaires cessèrent.

Le 11 février, nouvelles douleurs ; l'état de l'œil est assez grave et il est évident que le pansement n'a nullement enrayé la marche progressive de la maladie. C'est alors que M. de Wecker pratique la cautérisation galvanique en promenant légèrement le couteau sur les bords de l'ulcère.

Atroces douleurs pendant les nuits des 13, 14, 15 et 16 février. On procure un peu de repos au malade au moyen de quelques injections hypodermiques de morphine.

Le 16, au matin, l'aspect de l'ulcère a complètement changé. Il n'existe plus sur la cornée qu'une solution de continuité reposant sur un tissu parfaitement transparent, sans infiltration leucocytique sur les bords de l'ulcère, et le reste de la cornée reprend rapidement sa transparence normale.

Le 18. —M. C... est en état de quitter la clinique, à condition de venir nous voir tous les jours et de continuer chez lui le collyre d'ésérine et les rondelles boratées.

Trois semaines après la cautérisation galvanique, M. C..., reprenait son travail malgré nos recommandations.

A ce moment l'œil n'était plus rouge, il n'existait plus de photophobie. La cicatrisation était complète, on observait une facette légèrement grisâtre à contours irréguliers.

M. C... est exposé à la poussière et travaille à la lumière du gaz. Malgré ces conditions fâcheuses la guérison ne s'est pas démentie.

Le 16 avril, désireux de savoir ce que devenait notre malade, nous l'envoyons chercher et nous constatons :

O. G : aucune perception lumineuse.

O. D : Em. S = 1/2.

Il existe encore une petite facette empiétant sur la moitié inférieure du champ pupillaire, légèrement teintée en gris clair, ce qui constitue une taie très fine de la cornée. La perte de substance est insignifiante.

Observation VII (Réal).

Ulcère rongeant du bord de la cornée gauche. Cautérisation galvanique.

M. L., 65 ans, se présente le 24 février 1882 à la clinique de la rue Cherche-Midi.

Bonne constitution; aucune maladie antérieure. C'est la première fois qu'il souffre des yeux.

Quatre jours avant son entrée à la clinique, sa femme lui avait fait remarquer que son œil droit présentait une légère injection de la partie interne de la conjonctive oculaire. Comme il n'en éprouvait aucune gêne, il n'y attacha tout d'abord qu'une médiocre importance. Mais le lendemain à son réveil il éprouva de vives douleurs dans l'œil, devenu très sensible à la lumière, avec un peu de larmoiement, sans cependant présenter la moindre sécrétion conjonctivale. Il se contenta de faire quelques lavages avec de l'eau de sureau.

Les douleurs et le larmoiement n'ont fait qu'augmenter dans la journée, au point de rendre le sommeil impossible.

Le 22 février. — Le malade souffrait encore beaucoup et s'apercevait qu'il existait une petite tache grisâtre sur le bord interne de la cornée gauche. Le 24, il se décidait à venir à la clinique.

Etat actuel. — Le malade, triste et abattu par des souffrances qui l'empêchent de prendre aucun repos depuis trois jours, nous permet, quoique avec crainte, l'exploration de son œil.

La paupière est tombante, et il y a du larmoiement, un peu de sécrétion conjonctivale et des douleurs périorbitaires occupant surtout le côté correspondant du front, vers lequel L... porte instinctivement la main. En même temps il éprouve dans l'œil quelques douleurs lancinantes profondes. Injection très forte de la conjonctive oculaire et palpébrale, sans chémosis. On voit une ulcération qui occupe le quart inféro-interne de la cornée gauche, partant du limbe cornéen et s'avançant vers le centre de la membrane transparente. Cette ulcération, peu profonde, s'étend surtout en surface. Ses bords sont taillés à pic, son fond rugueux et grisâtre. Elle est entourée d'une auréole d'infiltration qui dépasse à peine les limites de la cornée.

La zône pupillaire de la membrane transparente n'est pas encore envahie par le processus ulcéreux.

M. de Wecker pense alors qu'une action énergique est indispensable pour prévenir l'atteinte de la région centrale de la cornée ce qui pourrait amener un astigmatisme irrégulier capable de compromettre plus ou moins gravement l'acuité visuelle. Il pratique, séance tenante, la cautérisation galvanique. Le couteau chauffé au rouge cerise est promené légèrement sur les bords de l'ulcération n'occasionnant ainsi qu'une douleur très supportable.

Le lendemain (25 février) nous apprenons que la nuit avait été relativement calme; la douleur est considérablement atténuée, la cornée semble s'éclaircir et le fond de l'ulcération se déterger. Celle-ci a perdu l'aspect sale et grisâtre des premiers jours.

26 et 27 février. — L'infiltration de la cornée a diminué très manifestement ; c'est à peine si l'on remarque un halo blanchâtre autour de l'ulcère dont les bords tranchent parfaitement sur les parties saines, qu'ils n'ont aucune tendance à envahir. Le travail de réparation paraît s'effectuer de la périphérie vers le centre de l'ulcération.

D'ailleurs, il n'existe plus de douleurs, et le malade ne vient plus à la clinique que tous les deux jours.

Enfin le 9 mars, L... part complètement guéri.

Il revient nous voir le 15, et nous observons, à la place de l'ulcération, une facette par défaut de courbure; mais le nouveau tissu est parfaitement transparent et, sous ce rapport, la cornée est redevenue absolument normale.

Plus d'injection conjonctivale, plus de sensibilité à la lumière. Néanmoins on lui recommande l'usage de lunettes fumées et de lotions d'acide borique.

Nous revoyons L.. le 14 avril et nous sommes heureux de constater que la guérison ne s'est pas démentie. Son œil gauche présente toujours une légère facette qui occupe le quart inféro-interne de la cornée, constituée par un tissu parfaitement transparent, qui s'étend depuis le limbe cornéen jusque vers la partie centrale, sans cependant atteindre la zône pupillaire.

L... a S = 1 de chaque côté.

Ces deux exemples sont bien de nature à démontrer l'énergie toute particulière avec laquelle le galvano-cautère est capable d'arrêter les progrès du mal, en provoquant un travail de réparation rapide.

Il y a lieu d'ailleurs de noter chez ces malades, comme chez tous les autres, que les phénomènes qui apparaissent successivement dès le lendemain de l'opération sont d'abord la détersion de l'ulcère, puis la diminution de l'infiltration, et enfin la réparation du tissu toujours très active.

V

DE LA CAUTÉRISATION GALVANIQUE CONTRE LE PANNUS.

On distingue deux espèces de pannus en rapport avec l'intensité de l'infiltration et de la vascularisation : le pannus tenuis et le pannus crassus ou sarcomateux.

Le premier se développe secondairement dans le courant d'une kératite ulcéreuse ou phlycténulaire, primitivement chez les scrofuleux ; l'autre s'observe principalement dans les conjonctivites granuleuses.

L'un guérit souvent seul, ou facilement à l'aide de la pommade au précipité jaune et des toniques.

L'autre réclame un traitement plus énergique ; l'obstacle à la guérison provient de la présence, dans l'épaisseur de a cornée, de vaisseaux de nouvelle formation. L'abrasion conjonctivale, l'iridectomie et la sclérotomie, tels sont les trois moyens dont nous disposons pour nous opposer à la sclérose de la cornée et hâter la résorption d'une partie des cellules cornéennes devenues fixes à la surface de cette membrane ; on a même proposé d'inoculer du pus blennorrhagique. Je crois que la cautérisation galvanique peut avoir une action très heureuse contre les deux espèces de kératite vasculaire, mais il me semble que ce mode de traitement offrirait encore plus d'avantages contre le *pannus crassus*. Nous fondons cette opinion sur les observations suivantes :

Observation VIII

Pannus scrofuleux.

Mlle F.., 15 ans, se présente à la clinique de la rue Cherche-Midi le 18 juillet 1882.

Cette jeune fille, d'une constitution très délicate, a eu il y a cinq ans, un pannus à l'œil droit. Elle fut guérie à cette époque par les moyens ordinaires, mais en conservant pendant quelque temps un taie sur la cornée.

Au moment où nous voyons la malade, nous apprenons qu'elle est affectée, depuis trois mois, d'un pannus très intense qui s'est brusquement développé sur les deux yeux. Ceux-ci présentent une injection conjonctivale énorme s'accompagnant de photophobie et de névralgies très pénibles occupant toute la région frontale.

M. de Wecker prescrit des compresses d'infusion de camomille bouillante trois fois par jour, deux gouttes de collyre de pilocarpine dans chaque œil, et de l'iodure de potassium à l'intérieur.

L'œil gauche cède rapidement à ce traitement, mais l'œil droit, atteint de pannus pour la deuxième fois, ne présente aucune amélioration.

26 décembre. — On pratique la circoncision conjonctivale au moyen du couteau galvanique. Réaction nulle. Légère sécrétion conjonctivale qui se tarit le troisième jour. Rondelles boratées et bandeau compressif.

26 janvier. — La cornée commence à s'éclaircir. Deuxième cautérisation. On continue l'usage du bandeau et des rondelles boratées.

26 février. — Plus de photophobie. La malade compte les doigts. La transparence cornéenne est à peu près satisfaisante. Troisième cautérisation. Compresses imbibées dans une solution d'acide borique et salicylique. Bandeau compressif.

20 mars. — Il ne reste plus qu'un léger nuage sur la cornée. La

malade est très satisfaite des effets du traitement. Nouvelle cautérisaion.

5 avril. — Plus la moindre trace d'opacité cornéenne. La malade voit très bien. Elle part guérie.

Observation IX

Pannus granuleux.

M. B.. 24 ans, violoniste, entre à la clinique de la rue du Cherche-Midi le 28 juin 1881.

Il présente depuis cinq ans, des granulations conjonctivales. A cette époque il fut soigné aux Enfants-Assistés : ses parents étaient également atteints de granulations.

L'année suivante, il eut une rechute à l'œil droit. L'état aigu se dissipa graduellement, mais il lui est resté un trouble visuel assez considérable.

Au mois de juin dernier, au moment où il est venu consulter M. de Wecker, nouvelle rechute.

M. B.. nous dit que depuis un mois il souffre beaucoup de l'œil droit, ses paupières étaient pendantes et ont présenté un gonflement considérable compliqué de spasmes.

La conjonctive palpébrale supérieure est couverte de granulations ainsi que la paupière inférieure. Un pannus recouvre près de la moitié supérieure de la cornée. Sécrétion abondante. L'œil gauche ne présente que des traces de granulations anciennes.

M. de Wecker pratique l'élargissement de la fente palpébrale et ordonne l'application trois fois par jour de rondelles boratées, ainsi que des instillations d'un collyre à la pilocarpine.

Deux jours après survient pendant la nuit une hémorrhagie qui s'arrêta d'elle-même. Le cinquième jour qui suivit l'opération, le processus inflammatoire s'était apaisé, et dès le lendemain on faisait un pansement avec du sous-acétate de plomb (Parties égales d'eau et de sous-acétate).

L'œil droit gagne dès lors au point de vue de l'acuité visuelle.

Trois jours après l'élargissement de la fente palpébrale droite, l'œil gauche s'enflamme à son tour, et le 5 juillet, on pratique également l'élargissement de la fente de cet œil.

Pendant quinze jours on applique des rondelles boratées et on instille du collyre de pilocarpine nécessité par un commencement de pannus. Tous les phénomènes inflammatoires apaisés, on panse les deux yeux avec la solution de sous-acétate de plomb.

Tout alla bien jusqu'au 8 décembre 1881. A cette époque se déclara une forte inflammation sur l'œil gauche avec tuméfaction énorme de la paupière. Il s'était formé un pannus avec une rapidité extrême, de telle sorte que, le 12 décembre, toute la surface cornéenne était complètement envahie et présentait l'aspect d'une membrane finement vascularisée. On ne voyait pas la pupille. La sécrétion conjonctivale était très abondante.

M. de Wecker prescrit les rondelles boratées et le collyre à la pilocarpine.

Le 23 décembre. — Nouvel élargissement de la fente sans aucun résultat.

23 janvier 1882. — La sécrétion est moins abondante et l'inflammation semble se calmer. Cependant le pannus ne paraît nullement modifié et semble avoir une tendance à la sclérose de la cornée.

M. de Wecker se décide alors à remplacer l'ablation de la conjonctive par la circoncision conjonctivale pratiquée au moyen du couteau galvanique qu'il promène tout autour de la cornée, à une distance de deux millimètres, et en ayant soin de ne pas entamer la sclérotique.

Cette opération ne fut suivie d'aucun phénomène inflammatoire.

Huit jours après la cornée commençait déjà à s'éclaircir : deuxième cautérisation.

Le quinzième jour après la première opération, on distingue l'emplacement de la pupille.

15 février. — Troisième cautérisation circulaire : deux jours après le malade compte les doigts à 0m, 75 ; tandis qu'avant d'être soumis

à la cautérisation galvanique, il n'avait qu'une perception lumineuse à six mètres.

1er mars. — Quatrième cautérisation limitée à la moitié supérieure.

15 mars. — Cinquième cautérisation. Six jours après on revient au pansement par le sous-acétate de plomb, et le 26 mars dernier le malade présente l'acuité suivante :

O. G. Compte les doigts à deux mètres.

3 avril. — Sixième cautérisation ne comprenant que la moitié de la circonférence péricornéenne.

Cette dernière cautérisation provoque une sécrétion qui se tarit le troisième jour.

7 avril. — Le malade quitte la clinique en parfaite voie de guérison.

Observation X

Granulation avec pannus datant de l'enfance.

Mlle H. S., 20 ans, vient à la clinique de M. de Wecker le 29 mars 1882.

Elle présente depuis son jeune âge des granulations de la conjonctive, et nous raconte que depuis six mois elle éprouve de vives douleurs dans les deux yeux. Nous trouvons les paupières rouges et pendantes, fortement enflées ; elles sont parfois le siège de mouvements spasmodiques très pénibles.

Quelques granulations isolées, grosses comme une tête d'épingle, fendillées et implantées dans le tarse se montrent aux deux paupières supérieures. Forte injection conjonctivale. Un pannus complet a rapidement envahi les surfaces cornéennes qui présentent une vascularisation très intense. La pupille est entierement masquée. Sécrétion très abondante. La malade ne peut compter les doigts.

M. de Wecker pratique la circoncision conjonctivale sur les deux yeux, au moyen du couteau galvanique qu'il promène tout autour et à deux millimètres de la cornée, en ayant soin de ne pas entamer la sclérotique. A cet effet il soulève la conjonctive au moyen d'une pince.

3 avril. — L'opération n'a été suivie que d'une réaction insignifiante. La malade a pu très-bien reposer et accuse une amélioration très-sensible.

4 avril. — Plus de sécrétion conjonctivale. Les cornées commencent à s'éclaircir. Nouvelle cautérisation.

12 avril. — On distingue les limites et l'emplacement de la pupille. La malade compte les doigts à $0^m,20$. Troisième cautérisation.

19 avril. — Les cornées, surtout la gauche, présentent une transparence presque normale. La pupille est parfaitement visible. Mlle H. S. compte les doigts à $1^m,50$.

24 avril. — L'amélioration s'accentue de plus en plus. La malade est en bonne voie de guérison.

La circoncision conjonctivale au moyen du galvanocautère nous paraît présenter d'incontestables avantages sur l'abrasion de la conjonctive, pratiquée avec des instruments tranchants ou des ciseaux courbes. Elle serait d'une exécution plus facile, plus rapide, plus sûre, et agirait d'une manière plus régulière et plus profonde. Quant à l'inoculation du pus blennorrhagique, ne doit-on pas hésiter à donner à un œil qui n'en est pas atteint une conjonctivite purulente des plus intenses ? C'est un moyen suprême que nous avons aussi l'espoir de voir remplacer avec succès par la cautérisation galvanique.

VI

BUPHTHALMOS.

Cette affection est due à la surabondance de l'humeur aqueuse ou de l'humeur vitrée, ou des deux à la fois, par suite d'une augmentation ou de la rétention de cette humeur. L'œil acquiert alors plus de volume et de dureté qu'à l'état physiologique ; il finit par faire saillie hors de l'orbite, et les paupières cessent de le recouvrir. C'est à ce degré d'hydrophthalmie qu'on a donné le nom de *buphthalmie.* La pupille est dilatée et presque immobile, la vue se perd peu à peu ; il y a souvent de l'insomnie, des douleurs tensives du fond de l'œil, et enfin une inflammation ulcérative de l'organe, par suite de l'exposition continuelle à l'impression de l'air. Quelquefois il se rompt spontanément et se vide.

L'hydrophthalmie est ordinairement incurable, et, lorsque la maladie parvenue à sa dernière période, détermine des accidents graves, on pratique l'énucléation de l'œil, opération atrocement brutale.

Cependant la première indication à laquelle le médecin doit obéir dans le cas actuel consiste dans la diminution de la tension et de la sécrétion oculaire. C'est dans ce but que M. de Wecker a employé, avec succès, les ponctions galvaniques.

Observation XI

Staphylôme complet de la cornée. Bupthalmos suite d'ulcère de la cornée par ophthalmie purulente. Ponction galvanique.

Le nommé A... 2 ans, entre à la clinique de la rue du Cherche Midi le 20 janvier 1882.

Sa mère nous raconte que le 15 septembre 1881, l'enfant avait été atteint d'une ophthalmie purulente double qui avait exigé quatre mois et demi de soins. Cependant l'œil droit reste dans un état tel qu'un autre confrère en a conseillé l'énucléation.

État actuel. — Cet œil est dur et considérablement augmenté de volume (buphthalmie), Staphylôme complet de la cornée qui est le siège d'un leucome. Nous ne pouvons déterminer l'acuité visuelle en raison de l'âge du malade.

M. de Wecker eut d'abord l'idée de faire l'ablation du staphylôme ; mais la répugnance de la famille pour cette opération l'obligea à y renoncer, et il pratiqua la ponction galvanique. Les paupières écartées et l'œil fixé au moyen d'une pince, il plonge le fil galvanique à un centimètre en arrière de la cornée droite et au-dessous du bord inférieur du droit externe.

La sclérotique est traversée du premier coup et en retirant le fil on voit jaillir un liquide transparent et parfaitement fluide.

Après l'application du bandeau compressif, l'enfant put être ramené chez lui.

Le lendemain, 21 janvier, l'œil est mou, ne présente aucun signe de réaction, le staphylôme est légèrement affaissé.

16 février. — Injection conjonctivale nulle. Pas de douleurs même au toucher ; l'œil est toujours mou. L'enfant a parfaitement reposé depuis l'opération.

Cornée aplatie. Pas de chambre antérieure. Occlusion pupillaire et adhérence probable de la cornée et de l'iris.

De l'orifice fistuleux pendait un petit bourgeon qui fut coupé le même jour.

25 février. — Nous sommes heureux de constater que la marche régulière et progressive de l'amélioration ne s'est pas démentie. Pas la moindre trace d'irritation. L'aspect de l'œil a complètement changé : il devient manifestement phtisique. La tension est au-dessous de la normale ; néanmoins nous n'avons pas le tonus d'un œil qui se vide (la fistule s'est refermée). La cornée est tout à fait aplatie, et ne conserve plus trace de staphylôme.

Observation XII

Buphthalmos. Ponction galvanique.

Mlle D..., 12 ans, est amenée à la clinique de la rue Cherche-Midi, le 24 mars 1882.

Sa mère nous dit que sa fille est née en Egypte, où, cinq mois après sa naissance, elle a eu une forte ophthalmie purulente qui a successivement abouti à l'ulcération, à la perforation, et déterminé enfin l'enclavement de l'iris. L'enfant a néanmoins guéri, mais avec un leucome adhérent de la cornée.

Plus tard, l'œil droit a augmenté progressivement de volume en même temps qu'il devenait très dur. Dans ces derniers temps, Mlle D... a été tourmentée par une névralgie très pénible du côté droit de la tête qui s'accompagnait de rougeur, de larmoiement et de photophobie. Cette névralgie se produisait sous forme d'accès non périodiques et d'une très courte durée. Douleurs intra-oculaires.

A l'examen de l'œil, nous faisons les constatations suivantes : œil droit dur ; tension intra-oculaire considérable, cornée aplatie avec leucome central. Pas de chambre antérieure, enclavement de l'iris qui est atrophié, décoloré ; plus de pupille. L'examen du fond de l'œil est impossible.

D'ailleurs, pas le moindre phénomène d'irritation. La conjonctive est parfaitement saine.

M. de Wecker pratique, le jour même, la ponction galvanique. Il applique le couteau entre le droit inférieur et le droit externe à 1 centimètre de la cornée.

Écoulement d'un liquide transparent et absolument fluide. On pose le bandeau compressif.

23 mars. — Œil mou, à peine enflammé. Plus de douleurs. Légère suffusion sanguine sous-conjonctivale. On continue l'usage du bandeau compressif que l'on a soin de renouveler tous les jours.

27 mars. — L'œil est redevenu très-dur. Deuxième cautérisation.

3 avril. — Pas de rougeur, plus de photophobie. L'orifice fistuleux s'allonge en pointe. La tension oculaire est manifestement augmentée.

4 avril. — Même état. Troisième ponction.

5 avril. — L'œil est très-mou. Il existe une légère suffusion sanguine de la conjonctive oculaire.

18 avril. — La tension a de nouveau augmenté. Quatrième ponction galvanique.

19 avril. — Œil mou, plus de névralgie ni de sensibilité à la lumière.

22 avril. — L'amélioration persiste.

25 avril. — La malade a très bien reposé depuis la dernière cautérisation. L'œil est toujours mou et tend évidemment à devenir phthisique. Cependant la fistule est fermée.

M. de Wecker espère pouvoir placer un œil artificiel sous peu de jours.

Voilà donc deux yeux bien évidemment rendus phthisiques à la suite de la cautérisation galvanique, résultat qui ne se serait produit qu'au bout de plusieurs années et après que les patients auraient été affligés d'une véritable infirmité. Il faut noter cependant que les modifications que la ponction galvanique fait subir à un œil, sont essentiellement en rapport avec l'état fonctionnel des membranes de l'organe. Il y a des yeux qui, comme celui de notre premier malade, deviennent phthisiques dès la première ponction. D'autres, staphylomateux et buphtalmiques, résistent à la ponction et sont difficilement ramenés à la tension et au volume normaux (obs. XII).

L'état de nutrition de l'organe influe donc considérablement sur le résultat de la ponction galvanique.

Dans le cas où, par cette ponction, on aboutit à la phthisie de l'œil, on a le meilleur des moignons capable de supporter un œil artificiel, et l'énucléation se trouve ainsi écartée avec avantage, à la grande satisfaction du patient et de la famille.

Si, au contraire, malgré des ponctions galvaniques répétées, l'œil conserve sa tension et son volume normaux, on pratique avec succès le tatouage. La phthisie vient-elle à se produire, il n'est jamais trop tard pour recourir à l'usage de l'œil artificiel.

Dans les deux cas, on le voit, l'énucléation devient une opération inutile et qui doit être abandonnée.

Il convient d'observer, toutefois, que la ponction galvanique amène rarement l'affaissement du staphylôme, quand celui-ci est ancien. En effet, nous avons observé chez M. de Wecker une jeune fille de vingt ans, qui portait un staphylôme complet datant de l'enfance. La ponction galvanique, pratiquée tout d'abord chez cette malade, n'avait réussi qu'à déterminer une diminution du volume et de la tension du globe oculaire, mais le staphylôme, nullement modifié, conservait la forme et le volume qu'il avait avant l'opération. M. de Wecker dut en faire l'ablation au moyen de l'instrument tranchant.

VII

DE LA CAUTÉRISATION GALVANIQUE CONTRE LES HERNIES SIMPLES DE L'IRIS

Lorsqu'on pratique une iridotomie, une iridectomie, une opération de cataracte, il se produit parfois, au bout de quelques heures, un enclavement de l'iris entre les lèvres de la plaie cornéenne. La hernie ainsi formée est ordinairement grosse comme une tête d'épingle, et constitue une petite tumeur qui, soit qu'elle reste stationnaire, soit qu'elle augmente, expose le malade à de fâcheux accidents. Elle peut être suivie en effet, de déformation de la pupille, de la cornée et souvent de phénomènes d'irritation extrêmement pénibles. Elle constitue enfin une infirmité disgracieuse.

Ordinairement on attaque la hernie de l'iris avec des ciseaux. Mais ce procédé n'empêche pas les récidives ; d'ailleurs, il est des cas où il est impossible de saisir la petite tumeur. Quelquefois même, pendant l'opération, l'iris tiraillé se déchire et l'on ne fait que de la mauvaise besogne.

Nous avons vu plusieurs fois M. de Wecker substituer le galvano-cautère au ciseau, et toujours il n'a eu qu'à se louer de cette pratique. Par le galvano-cautère, en effet, on supprime la partie herniée d'une façon plus complète qu'avec l'instrument tranchant ; on évite de tirailler l'iris ;

on atteint dans tous les cas la tumeur quelque petite qu'elle soit ; on active enfin la cicatrisation de la plaie et l'on prévient ainsi la récidive.

MM. les Drs Abadie et Carré, procédant de la même manière, ont obtenu d'excellents résultats. C'est à la clinique de ce dernier que j'ai recueilli l'observation suivante.

Obs. — Mme L..., concierge, demeurant rue du Pont-Saint-Louis, se présente au mois de mars 1881 à la clinique de M. Carré.

Elle est atteinte de glaucome de l'œil gauche. M. Carré pratique une iridectomie.

Le lendemain de cette opération, on voit à l'angle interne de la plaie une tumeur noire plus petite qu'une tête d'épingle ; c'est une hernie de l'iris. Elle n'est point saisissable. M. Carré la cautérise avec la pointe d'un crochet à strabisme rougie à la lampe.

J'ai revu dernièrement la malade. La hernie ne s'était pas reproduite ; on distinguait à peine le point qui avait été touché.

Nous possédons par conséquent un nouveau et excellent moyen contre les hernies simples de l'iris.

VIII

DE LA CAUTÉRISATION GALVANIQUE CONTRE LES GRANULATIONS DE LA CONJONCTIVE, LE PTÉRYGION ET LA BLÉPHARITE CILIAIRE.

En 1877, M. Martinache nous apprenait que, depuis longtemps déjà, il avait employé la cautérisation ignée contre les granulations chroniques de la conjonctive, et qu'il avait obtenu des résultats très-encourageants.

Obs. — A la fin de 1872, nous disait-il, un jeune homme de dix-huit ans qui avait souffert de granulations rebelles à différents traitements, vient prendre mon avis. Quelques granulations isolées, grosses comme une tête d'épingle, fendillées et implantées dans le tarse se montraient à la paupière supérieure droite. Sans rien dire au malade, l'œil sain étant tenu fermé, j'appliquai un stylet rougi à la lampe en deux points différents de la surface du tarse sans qu'aucun signe de douleur se manifestât. Une deuxième application, quelques pointes de feu de plus, et le malade était guéri. La réaction consécutive à chaque application ne vaut pas la peine d'être mentionnée.

Il s'agit là évidemment d'une conjonctivite granuleuse chronique assez bénigne. Cette maladie cède ordinairement à l'emploi du sulfate de cuivre et surtout du sous-acétate de plomb.

Elle peut cependant résister à ces moyens comme le montre l'observation qui précède. Le succès obtenu par le chirurgien américain doit nous engager à leur substituer, en pareil cas, l'usage du galvano-cautère, qui est incontestablement le meilleur moyen de cautérisation ignée.

Mais à côté de cette forme bénigne, existe une variété de granulations, morphologiquement assez semblable à celle-là, mais infiniment plus dangereuse, de nature essentiellement néoplasique et présentant tous les caractères d'une malignité particulière. Nous nous trouvons ici, en un mot, en présence d'un fait analogue à celui que nous rencontrons pour le tubercule du poumon, dont l'élément primitif se rapproche très sensiblement des produits inflammatoires de la broncho-pneumonie qui cependant, par son évolution, éloigne manifestement toute idée de néoplasie.

Si peu accusée que soit la différence histologique, la marche de cette seconde variété de granulations a cependant quelque chose *sui generis* qui n'échappe pas, quelque variété qu'elle revête, à l'œil exercé du praticien. Elle est caractérisée par son siège sur les tarses, et particulièrement sur le supérieur, par un degré variable d'injection et d'infiltration de la muqueuse ambiante, par le nombre et la grosseur des granulations, enfin et surtout par la lenteur désespérante de la résorption. Le frottement d'une muqueuse hérissée d'aspérités dures détermine d'ailleurs les plus graves désordres du côté de la cornée, des voies lacrymales, de la commissure palpébrale. Il résulte de cette dernière considération qu'à des effets mécaniques, il faut opposer des moyens mécaniques de thérapeutique.

C'est ainsi qu'on a proposé d'exciser ces granulations,

et même d'enlever, en les disséquant, de véritables lambeaux de la conjonctive.

Ce procédé donnera sans doute de bons résultats, mais je crois qu'il faudrait, autant que possible, n'atteindre que le tissu morbide, en respectant soigneusement le stroma de la muqueuse. Or, par cette méthode, on détruit une trop grande surface de conjonctive et on laisse des cicatrices indélébiles qui constituent souvent une infirmité réellement incurable.

Je suis persuadé que la cautérisation galvanique la remplacerait avec avantage. Elle aurait une action parfaitement limitée, détruirait aussi complètement que le ciseau ou le bistouri les tissus morbides, provoquerait une irritation nutritive favorable et une résorption très active.

Cependant l'usage du galvano-cautère est beaucoup plus clairement indiqué contre la *blépharite ciliaire simple*. Lorsque cette maladie n'a pas cédé aux émollients, aux pommades au précipité jaune ou rouge, aux compresses d'eau blanche, aux toniques, on fait, avec fruit, quelques petites piqûres sur le bord libre des paupières avec la pointe d'un bistouri. On favorise ainsi le dégorgement des parties atteintes. Il est évident que les cautérisations galvaniques conduiraient parfaitement au même but ; peut-être même auraient-elles un mode d'action particulier qui s'ajouterait au premier pour hâter la fin de la blépharite.

Enfin, MM. Martin, Martinache et Gayet, partisans de la théorie de Poncet, ont dirigé les cautérisations ignées contre les prétendus microbes du ptérygion.

C'est là une question encore à l'étude et qui, croyons-nous, doit être réservée. Nous pensons néanmoins que les auteurs que nous venons de nommer n'ont pas encore beaucoup obtenu de leur procédé. Cette opinion est fondée sur une observation qu'il nous a été donné de recueillir à la clinique de M. de Wecker.

Il s'agit d'une dame portant un ptérygion sur l'œil gauche. M. de Wecker en a fait deux fois l'ablation avec le couteau, puis, à la deuxième récidive, il s'est décidé à recourir au galvano-cautère. Notre malade a déjà subi douze cautérisations, et malgré une certaine amélioration, on ne peut pas encore la considérer comme guérie.

Disons enfin, en terminant ce travail, que le galvano-cautère sera l'un des meilleurs moyens de traitement contre l'ectropion, l'entropion, les fistules lacrymales, le chalazion et toutes les tumeurs des paupières. Chacune de ces affections pourrait faire aisément le sujet d'un chapitre à part ; mais ne possédant aucune observation personnelle, je ne veux entrer, sur tous ces points, dans aucun développement.

CONCLUSION.

1° La ponction galvanique donne des résultats très encourageants dans le traitement du décollement de la rétine.

2° La cautérisation par le galvano-cautère est un excellent moyen contre les ulcères bénins devenus atoniques et contre l'ulcus rodens.

3° Elle est très-insuffisante contre les ulcères serpigineux à hypopion ; on doit lui préférer le procédé de Sœmisch avec le pansement antiseptique.

4° Elle trouve un large et utile emploi dans les cas de pannus de la cornée, et doit remplacer avantageusement l'abrasion conjonctivale.

5° La ponction galvanique répétée est appelée, dans certains cas, à proscrire de la chirurgie l'énucléation d'yeux staphylomateux et buphthalmiques, en déterminant la phthisie de l'organe, qui constituera ainsi le meilleur des moignons pour le port d'yeux artificiels.

6° La cautérisation galvanique devra être pratiquée contre les hernies simples de l'iris, les granulations de la conjonctive et la blépharite ciliaire. Elle doit remplacer l'instrument tranchant contre la plupart des tumeurs de la conjonctive et des paupières.

7° Elle ne produit jamais de réaction grave ; elle n'est pas douloureuse ; elle a une action très limitée et produit une irritation formatrice favorable ; elle fait très-rapidement cesser la douleur, principalement dans les ulcères de la cornée. En un mot, elle est incontestablement le meilleur moyen de cautérisation ignée.

Imp. A. DERENNE, Mayenne. — Paris, boul. Saint-Michel, 52.

www.ingramcontent.com/pod-product-compliance
Ingram Content Group UK Ltd.
Pitfield, Milton Keynes, MK11 3LW, UK
UKHW021147230726
13926UKWH00002B/967

9 782014 067934